流行病学调查志愿服务工作手册

主　　编　顾　菁　张周斌

副 主 编　王燕芳　杜志成　秦鹏哲

编委会成员　（按姓氏笔画排序）

　　　　　　王　庆　朱淑明　李　科　李菁华

　　　　　　余　超　沈纪川　张王剑　陈宗遒

　　　　　　罗　雷　夏　敏　景钦隆　谢金华

　　　　　　赖颖斯　蔡文锋

编 写 单 位　中山大学公共卫生学院

科学出版社

北　京

内 容 简 介

本书主要内容为流行病学调查中的信息处理。信息处理的正确、可靠程度可为精准阻断传播链、控制疫情扩散提供科学依据。具体内容包括：流行病学调查概述、流调志愿者服务队的核心素质、流调志愿服务队的工作内容、流调志愿服务队的工作分工与流程、实用工具技巧。

本书适合于参与传染病防控流调工作以及相关工作的人员参考使用，也可供公共卫生与预防医学本科生和研究生、公共卫生专业人员以及相关领域科研工作者参考使用。

图书在版编目（CIP）数据

流行病学调查志愿服务工作手册 / 顾菁, 张周斌主编. -- 北京：科学出版社, 2024. 7. -- ISBN 978-7-03-079118-4

Ⅰ. R181.1-62；D669.3-62

中国国家版本馆 CIP 数据核字第 2024MF5927 号

责任编辑：胡治国 / 责任校对：宁辉彩
责任印制：张　伟 / 封面设计：陈　敬

科学出版社 出版
北京东黄城根北街 16 号
邮政编码：100717
http://www.sciencep.com
天津市新科印刷有限公司印刷

科学出版社发行　各地新华书店经销

*

2024 年 7 月第　一　版　　开本：890×1240　A5
2024 年 7 月第一次印刷　　印张：2 1/2
字数：45 000

定价：**29.80 元**
（如有印装质量问题，我社负责调换）

前　言

　　传染病始终是威胁人类健康和影响人类社会发展进程的重要因素之一。例如，近年暴发的新冠疫情是百年来全球发生的最严重的传染病大流行，是中华人民共和国成立以来我国遭遇的疾病传播速度最快、感染范围最广、防控难度最大的重大突发公共卫生事件。面对突如其来的严重传染病大流行，党中央坚持"人民至上，生命至上"，在党中央的坚强领导下，全国迅速形成统一指挥、全面部署、立体防控的战略布局，有效遏制了其大面积蔓延，最大限度保护了人民生命安全和身体健康。

　　党的二十大报告指出，"人民健康是民族昌盛和国家强盛的重要标志。""创新医防协同、医防融合机制，健全公共卫生体系，提高重大疫情早发现能力，加强重大疫情防控救治体系和应急能力建设，有效遏制重大传染性疾病传播。"本书关注的流行病学调查是疫情防控的关键环节与重要措施。

　　疫情就是命令，防控就是责任。中山大学公共卫生学院党政领导高度重视高校在传染病防控中的重要作用，迅速成立流调志愿服务队，先后派出多批学生志愿者和师资防控专家支援广东省的传染病防控工作，深入参与传染病流调工作，与疾病预防控制部门一起科学高效溯源，"围追堵截"战胜传染病大流行。为培养一支"召之即来、来之能战、战之必胜"的志愿服务队，学院秉持传承创新理论与实践结合，对于本书的编写进行了积极的探索和尝试。本书也是中山大学公共卫生学院党委深入推动机关党建与业务工作融合发展的积极实践。感谢中山大学公共卫生学院流调志愿服务队在疫情防控中的付出，其中部分队员包括（按姓氏笔画排序）：王胜浩、石慧、田文博、朱乐玮、刘励坤、李子璇、李思美、李雪琪、张楠祥、张稳龙、陈鸣禹、陈晓婷、陈雅、罗浩、郑大山、崔佳欣、蒋颖琛、曾静、谢堃、潘琰、潘登；广州市疾病预防控制中心志愿者实践指导工作人员（按姓氏笔画排序）包括：王畅、古羽舟、刘伟、刘学星、祁娟、吴金毅、林蓉、郑志伟。

本书编写的指导思想是：以有效遏制传染病流行为目标，以助力流调志愿工作为核心。基本原则为：合理组织篇章结构以使思想更清晰、逻辑更严密、重点更突出；突出公共卫生与预防医学的专业特色；力争将本书建设成为好学、好用、好教的"三好"教材。

本书适合参与传染病防控流调工作以及相关工作的人员参考使用。

本书在编写过程中得到了广州市疾病预防控制中心与广东省疾病预防控制中心的大力支持。广东省疾病预防控制中心康敏、广州市疾病预防控制中心朱伟、沈纪川、李科仔细阅读了初稿并提出了许多宝贵的修订意见。中山大学公共卫生学院党委书记范瑞泉对本书进行了政治审核，并对本书的出版提出了宝贵意见。中山大学公共卫生学院研究生王胜浩（电话流调/Excel）、潘登（电话流调/检测登记）、陈晓婷（信息提取）、田文博（信息提取）、崔佳欣（协查）、石慧（协查）、潘琰（风险评估与可视化）、张楠祥（Power BI）、曾静（R）分别作为小组长提出了宝贵意见，中山大学公共卫生学院研究生陈鸣禹对本书的图文排版提出了宝贵意见，中山大学公共卫生学院研究生杨嘉璐、姜云斌、邓杨、王馨苒、颜欢畅为完善志愿服务队的工作流程图提供了相关信息，在此一并致以衷心的感谢。

本书虽经全体编委和参与人员的共同努力和反复修改，但限于编者水平有限，难免存有疏漏、缺陷，欢迎广大读者批评指正，以便再版时进一步修订和完善。

顾 菁 张周斌

2024 年 5 月

目　　录

一、流行病学调查概述

流行病学调查，简称"流调"，是疫情防控工作的关键环节之一。根据《中华人民共和国传染病防治法》，我国任何公民都有参与传染病防治的义务，流调是传染病疫情防控的重要措施。

传染病防控过程中，流调的主要目的包括：

（1）调查病例的感染源；

（2）判定追踪密切接触者（密接）、密切接触者的密切接触者（次密接）等风险人群；

（3）分析疫情传播特征和传播链条；

（4）划定风险区域及环境消杀范围等。

疫情期间，疾病预防控制中心流调人员通过电话、即时通讯软件（如微信）等多种方式开展流调，同时与工业和信息化部、交通运输部等部门信息联动，利用大数据技术弥补现场调查中遗漏的重点场所和重要时间节点信息，拼接完整清晰的人员行程轨迹和传播链条，追踪排查密接、次密接及其他高风险人员，从而为精准阻断传播链、控制疫情扩散提供科学依据。

流调的过程主要分为现场流调和电话流调，现场流调包括生物信息采样和核心信息收集，侧重清单化、流程化和高效化，而电话流调是现场流调的补充，收集和补充病例/密接信息，落实管控状态等，两者相辅相成。流调所获得的公民个人信息受法律保护，任何国家机关、社会组织和个人不得违法收集、使用、公开公民个人信息，收集或掌握公民个人信息的机构应当采取严格的管理和技术防护措施，防止信息被窃取、泄露。

二、流调志愿服务队的核心素质

疫情就是命令，在这场没有硝烟的战争中，每一位志愿者都是守护人类健康的战士，"听党指挥、能打胜仗、作风优良"是基本的要求，也是必备的素质。

（1）过硬的专业素质：熟知流调工作流程和相关规定，掌握流调工作需要的常用软件，养成良好的工作习惯，服从指挥，及时反馈。

（2）细致的工作作风：确保上报信息的准确性、全面性，细节描述清晰翔实。

（3）严谨的工作态度：流调过程中，只对人员和行程轨迹进行摸排；不做任何评价，对于不确定的问题不做判定，不妄下结论。

（4）灵活的沟通技巧：电话沟通开始时，与被调查者建立信任；沟通过程中，针对被调查者的职业、性格、当前身心状态，需随机应变，有张有弛；不断总结经验，提高调查效率。

（5）稳定的心理状态：流调过程中，需保持耐心，心思细腻。自身时刻保持冷静，牢记流调目的，把控谈话进程，不被任何情景事件带偏；同时积极关注被调查者的心理状态，并做好安抚工作。

（6）极强的责任心和敏感性：积极关注被调查者反馈的信息并始终对信息敏感，对于一些关键信息必要时需反复多次确认，切勿因疏忽某一点信息而造成疫情的扩散。

（7）严守工作纪律：流调过程中收集到的所有信息，不外泄外传；保护被调查者的隐私，严格做好保密工作。

（8）潜在的涉疫风险：涉疫风险的知晓以及警惕由此带来的违纪、违法风险，按照要求做好自身防护，对自己和他人的安全负责。

三、流调志愿服务队的工作内容

流调志愿服务队的工作范围为非现场流调工作，工作场所常规为疾病预防控制中心，紧急情况下将在校内设立临时流调办公场所，补充流调力量。志愿服务队处于疫情处置信息流转和更新的核心部分，根据目前疫情志愿工作情况，主要包括以下 7 项工作（图 3-1）。

（1）电话流调；

（2）病例/密接信息提取与整理；

（3）对重点场所/重点病例涉及人群进行风险研判；

（4）对外省（区、市）发函以及大数据系统推送的协查对象进行流调，并协助落实管控；

（5）在校流调队作为流调队伍的补充力量，在疫情紧急时可以分配流调任务，在临时设立的校内流调办公场所集中完成电话流调任务；

（6）根据每日上报病例和密接数据、全国疫情信息以及全球数据进行分析评估并以可视化的方式进行呈现和上报；

（7）参与检测样品的登记以及实验室结果管理。

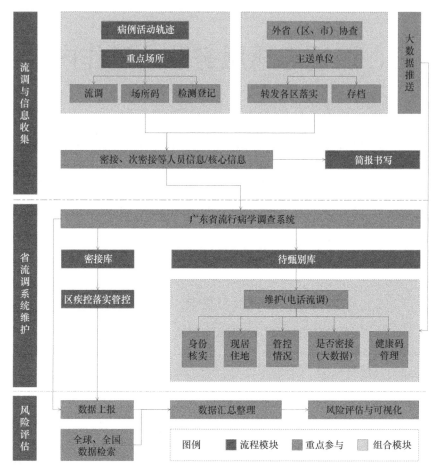

图 3-1　流调志愿服务队的职责及工作流程图

四、流调志愿服务队的工作分工与流程

（一）电话流调

1. 工作流程图（图4-1）

获取流调任务表格

1. 现场组传回的密接信息表格；
2. 大数据系统推送的"三同（同乘，同户，同住）人员"；
3. 其余重点核查名单（如广深实体货物流通企业名单）等。

前期准备

1. 知晓流调任务核心目的
①重点场所、同航班、同车流调：确定对象目前所在位置，通知等待转运；
②同户口流调：确定对象目前所在位置，排除接触可能，解除密接判定；
③其他任务：根据类型不同各有目的，如实体货物流调是获得其所在公司是否有广深货物往来。
2. 掌握流调任务核心信息
①对象属性，密接/次密接；
②涉疫场所，如航班号、车次车厢座位号，乘车/乘机区间；
③涉疫时间，流调对象接触病例/高危密接的时段。

流调过程

1. 开头：核实流调对象身份，表明所在单位和目的；
2. 流调：现住址，健康码状态，告知处理措施等；
3. 敏感：注意额外敏感信息，如电话号码是朋友/亲人的，某些密接自述已接触多人等，并做好备注。

4. 法律：对于拒绝配合者，告知会有属地上门调查；
5. 人文：注重流调过程中的人文关怀，适度安抚流调对象。

省流调系统信息更新与维护

1. 信息更新：主要为流调对象地址更新，还包括联系方式等；
2. 注意要点：不要轻易更新身份证信息，会导致流调对象红码。

图 4-1　电话流调工作流程图

2. 具体操作流程

2.1　核实流调对象身份，表明单位

2.1.1　联系方式正确时

> 喂，您好！请问您是××吗？这里是××疾病预防控制中心。

> 对，我是××，有什么事？

> 下接"2.2 开展流调"。

2.1.2　联系方式错误时

> 喂，您好！请问您是××吗？这里是××疾病预防控制中心。

> 打错了，我不是××。

> 注意：此时需要进一步核对身份证号，以确保不是名字错误。

请问您的身份证号后四位是××××吗？

不是。

那请问您认识××（目标对象）吗？
如不认识，结束调查，做好备注；如认识，则询问目标对象的联系方式，完成流调。

2.2 开展流调

2.2.1 现场组提供的密接人员

注意：主要调查内容为核实身份证号、现住址、健康码状态、是否有同吃/同住/同工作人员以及告知处置措施。

××先生/女士，我们通过流调/场所码信息发现您与一位××传染病病例/密切接触者有过接触（同住一楼栋/同一时间段去过某一场所/核酸检测采用同一采集管等），已经被判定为密切接触者/次级密切接触者，现在需要您配合我们完善个人信息。

好的。

注意：一部分人会很惊慌，询问病例/密接者姓名，注意和单位确认能否提供相关信息，并尽快引入正题。

请问您的身份证号是××××吗？

是的。

请问您现在的具体住址是××吗?

注意:具体到门牌号,记录的地址所对应的字力求无误。

是的。/不是的,我住在××。

注意:若已不在广州,也要完善信息做好备注,须发协查函。

那请问您现在健康码是什么颜色?

注意:应该首先关注穗康码。

绿色。/黄色。/红色。

注意:可以判断是否已经被纳入管控,如健康码仍为绿色,需要重点关注,尽快上报。

接下来我们需要询问您从××月××日开始的活动轨迹,我们一天一天来回忆,首先是××。

注意:这个部分是密接调查最重要的部分,需要一定的技巧。请注意把控询问节奏,流调对象很可能会思维跳跃,想起一件事说一件事,导致前后矛盾或者遗漏,最好可以按时间顺序一天一天询问。询问时如果回忆有困难可以提示流调对象通过微信/支付宝的记录、三餐、网约车软件订单记录进行回忆。实在回忆上有困难或者有所隐瞒，请在流调表格内如实记录，不要粗糙应付，避免无效工作。

那请问您现在是自己一个人居住吗？

是的。/还有其他人和我居住。

注意：如非独居，询问同住人员的姓名、身份证号、联系方式并备注为"次级密切接触者/重点人群"。若流调对象不清楚同住人员的身份证号，请拨打提供的联系方式进一步登记。

那请问您近期（从与病例/密接者接触日期起）还有与其他人有过近距离接触吗？

没有。/有。

注意：主要是询问同吃/同工作，如有，记录相关人员身份信息并备注为"次级密切接触者/重点人群"。若流调对象不清楚同住人员的身份证号，请拨打提供的联系方式进一步登记。

2.2.2 同火车/同航班人员

××先生/女士，您在××月××日乘坐的××次航班，××机场飞××机场/××次列车××站到

××站××车厢有××传染病病例（您跟病例同车厢/前后车厢），被判定为密接者，我们需要收集您的现住址。

我现在在××省××市××区××街道。

注意：本省至少精确到区，外省至少精确到市。

好的，您查看一下自己的穗康码，看一下是否已经变红。

注意：提醒看穗康码。穗康码和粤康码分属不同系统，穗康码由广州市管理，由广州市赋码的人员颜色改变要早于粤康码。

红色。/不是红色。

在家时

请您居家不要外出，等待社区上门核查转运。

仍在火车上

请您立马向列车乘务人员报备，做好防护，并自我隔离，听从乘务人员与属地疾病预防控制中心安排，准备隔离。

在商城等人员密集处

请您远离人群，做好防护，自我隔离，等待工作人员转运。

2.2.3　与病例同户口人员

注意：该部分工作与前不同，旨在排除流调对象密接身份。大数据推送的同户口数据已被判定为密接，我们需要流调后排除，以免增加无效工作，同时影响他们正常生活。

请问您认识××（病例）吗？

认识，他是我××。

××（病例）于××月××日在××（地点）确诊为××传染病，您知道吗？

知道。/不知道。

现在需要跟您核实近期是否与病例接触过，以及现住址。请问您现在在哪儿？

注意：一定先问在哪儿，否则流调对象会质疑为什么没接触过也问地址，我们的研判不能完全建立在流调所说的内容，还要做好万全准备，把地址也问出来。

我住在××省××市××区××街道。

注意：精确程度与前同，本省精确到区，外省精确到市。

请问您近14天内是否跟××（病例）接触过？

没有（××之后就没接触过）。/接触过。

> 注意：没接触过则结束调查。若接触过则落实是否已管控隔离，如未管控，告知其等待转运，内容同上，并马上向当地疾病预防控制中心工作人员反映。

2.2.4　其他任务

接到其他任务时，最关键的是理解主要目的，从而根据流调主要目的指导快速熟悉业务，以"广深实体货物流通企业"流调为例：

核心对象为"实体货物"，核心流通方向为"广深流通"；

调整流调重心为：

（1）企业是否生产/经营实体货物，什么实体货物；

（2）是否从深圳发货；

（3）发到广州哪些区。

请问您是在××公司工作吗？

是的。/不是，是因为什么我才出现在这家公司名单上？

> 注意：如不是，则备注原因后结束调查。

请问公司生产/经营实体货物吗？

生产××、××等实体货物。/不生产。

请问有货物发往广州吗？

无。/有，从深圳仓库发往广州。

可以具体到哪些区吗？

到××区，××区等。/全广州都有。

2.3　额外敏感信息

（1）遇到电话号码为非本人身份证办理的情况时，应当询问电话号码持有者与身份证持有者的关系以及接触史；

（2）若流调对象有打车史时，需询问是否有同乘人员（需强调包括不认识的乘客）；

（3）若流调对象为个体户或司机等职业，需其提供有危险接触史以及所有平台的交易记录；

（4）若流调对象声称已被隔离，须询问是在家隔离还是转运至酒店隔离，并获取地点、时间和检测结果等信息。

2.4　运用法律武器

拒不配合/辱骂调查员/顾左右而言他/搪塞拖时间。

您好，我们没有问您的财产或者推销，只问您的目前所在地，不是诈骗。

依然拒不配合。反复多次后。

您好，不告诉我们没关系，稍后会有社区卫生人员上门调查。

注意：一般情况下，密接人员的健康码稍后会变成黄色，到时他们就会配合了。

2.5 适当人文关怀

非常感谢您的配合，隔离期间多注意休息，后续有需要的话我们会再联系您。祝您身体健康！

注意：如果流调对象有问题要问的话，基本的简单的问题我们可以直接回答，如果是复杂的问题在流调任务不重的情况下，可以帮忙去其他部门确认之后再回拨解答，流调任务较重无暇解答时可以提供相关部门或单位的电话。

2.6 省流调系统信息更新/录入

（1）按照格式整理后批量导入系统，格式模板可由省流调系统（图 4-2）直接导出；

（2）直接在省流调系统内逐个更改；

（3）更改后注意查看是否入库成功。

注意：不要随意在省流调系统内更新/录入流调对象身份证信息，会导致本该排除的对象红码。

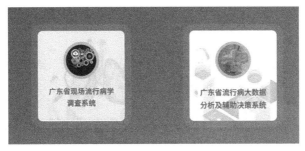

图4-2 省流调系统登录界面（以广东省为例）

2.7 注意要点

（1）流调过程中及时跟疾病预防控制中心工作人员沟通，尤其在获得关键额外敏感信息时（如发现密接人员住员工宿舍，与舍友接触多日）；

（2）提升专业能力，对话要流畅沉稳，尤其开头前几句，避免被当作诈骗人员；

（3）良好的记录习惯，调查信息在 Excel 表格和 txt 文本文档中双记录，或者直接手写在笔记本上，防止表格崩溃信息丢失，再次回拨时非常容易发生拒不配合的情况；

（4）核心信息调查不要拖沓，快速完成，时间越久流调对象越不配合。

（5）条件允许的话可以提前收集一些相关部门的电话，比如居民想要咨询或者投诉、密接人员转运部门、协调社区工作应该找什么部门，电话是什么；

（6）通过大数据反馈的关键信息也可能有误，故有冲突时，须及时向流调对象进行核实并向上反馈。

2.8　校内流调

安排学生志愿者队伍在校内完成对密接、次密接人员进行电话流调的工作，称为"校内流调"。作为应对突发疫情的紧急手段之一，校内流调在操作过程上与传统的电话流调工作类似，但同时也面临更多不确定因素，如人员场地不固定、远程线上沟通导致的低效办公等。因此，调查前的人员场地准备和调查后的信息汇总都尤为重要。

开展校内流调工作时需要注意的事项：

1）人员招募：在接到紧急流调任务后却无法及时前往疾病预防控制中心支援时，应迅速组建校内流调队，根据任务量招募数量充足的志愿者（比如，1位志愿者每半天大概可调查25位密接者），按照"先响应者先工作"的原则让志愿者快速、分批投入工作。较晚响应的志愿者可以作为后备队伍，以便在工作量大的情况下作为补充和轮换。招募时应优先选择有流调经验的志愿者，以减少流调前的培训时间，从而更加迅速地展开调查。

2）场地筹备：与校外流调中心不同，学校内往往没有固定的场地用于开展电话流调工作，因此应根据流调志愿者的数量租借教室或会议室。租借场地时应优先选择空间较大、网络信号良好且电源、光线充足的会议室，避免电话流调时各志愿者相互干扰（比如，戴耳机）。

3）明确任务：调查前应与分配任务的单位或工作人员明确本次流调的主要目的及任务截止时间，继而根据调查目的制定统一的信息收集表和表格填写规范。条件允许的情况下，应尽量向分配任务的单位索要信息收集表模板，以保证远程协作下流调工作的一致和质量规范。如无法得到统一提供的信息收集表，可以参考既往工作中使用的信息收集表进行微调，并及时与发布任务的单位进行确认。

4）开展流调：电话流调工作具体的流程参考前文"电话流调"部分。组建志愿者队伍后应尽快开展培训工作，并且安排有经验的志愿者帮助没有经验的志愿者。流调时一定要保证工作细致，做到认真询问、详细记录，避免因反复拨打电话而使流调对象产生厌烦或给其带来困扰，不能因为任务急或者远程工作就敷衍了事。需要注意的是，校内流调时无法统一提供工作用的电话号码，可能会需要使用云服务来进行电话流调，使用授权需要疾病预防控制中心统一操作。

5）信息汇总：汇总信息前应保存好原始文件作为备份。由 1 名志愿者单独负责信息汇总，汇总后交给另 1 名志愿者复核，保证信息无遗漏、无重复、无交叉，且符合表格填写标准。

（二）信 息 提 取

1. 工作流程图（图 4-3）

信息来源

1. 流调中心完成流调的密接信息Excel共享文档；
2. 省流调系统急传网密接管理库，重点场所库，以及在线文档。

前期准备

1. 了解任务目的
①省流调系统更新与维护
将Excel共享文档更新出的新密接/次密接信息制表后上传更新；
将入库失败进入"待甄别库"的人员信息导出，与Excel共享文档对比纠错后重新上传。
②数据上报
将省流调系统每日数据导出汇总后，上报至中国疾病预防控制中心和国家卫健委。
2. 理清任务重点
①省流调系统更新与维护
模板标黄部分为必填项，医护/老师/学生现地址精确到街道；
Excel共享文档中，信息是非标准化的，填模板时，应根据下拉选项研判该人员属于哪一选项。
②数据上报
按照标准化流程，导出，清洗，上报。

信息提取过程

1. 省流调系统更新与维护
①更新：每隔半小时更新Excel共享文档信息→根据模板制表→上传省流调系统
②维护：下载"待甄别库"中无法入库的表格→核对信息→校正完成后重新上传
2. 数据上报
省流调系统"急传网密接管理库"、"重点场所库"信息导出→清洗→上报

信息流向

1. 把现场数据更新到省流调系统建卡；
2. 每日数据汇总上报至中国疾病预防控制中心和国家卫健委，对外发布或风险评估。

图 4-3　信息提取工作流程图

2. 具体操作流程

2.1 密接人员导入模板制作

密接人员导入模板的作用：流调中心完成流调的密接信息 Excel 共享文档（常被称为"大表"，以下简称大表）信息更新后，需要将大表中更新的密接/次密接人员信息或者入库失败进入"待甄别库"的人员信息用密接导入模板提取出来，上传到省流调系统建卡。

密接人员导入模板包含的信息与共享文档很多信息填写规则是一致的，可根据有效证件号匹配的方法采用 VLOOKUP 函数进行快速提取。但可能遇到部分信息的分类不一致，不一致的信息需要人工判别提取后填入。另外，模板中每一列都有填写说明，遇到不懂的需积极请教。值得注意的是，导入库的模板在不同地区不同时期针对不同传染病可能有所不同，但基本思想可作参考。以下是密接/次密接信息更新或"待甄别库"信息核对与校正具体操作。

（1）流调中心的密接信息大表每半个小时更新一批新的密接/次密接人员信息，首先把更新人员的姓名和有效证件号复制到密接人员导入模板（以下简称模板）。遇到有效证件号缺失等情况，需尽量先找齐再进入下一步。

（2）高级筛选：在大表新建一个 Sheet2，新建有效证件号和姓名列（双重匹配），把更新人员的姓名和有效证件号复制到

Sheet2，在 Sheet1 数据工具栏中找到"高级筛选"，方式选择"在原有区域显示筛选结果"，列表区域框选大表里从姓名至有效证件号的表头和数据（注意：不能只选列，要把数据也框选上），条件区域选择 Sheet2 里的"姓名"和"有效证件号"的表头和数据，点击确定，Sheet1 大表就筛选出只含有更新人员的信息，可直接进行排序或者将筛选好的大表复制到 Sheet2 再进行排序，同样把模板中的证件号码或姓名信息按同样排序规则排好序，到这一步，基本上可以做到大表的信息和模板的信息和顺序一致，方便进行下一步的快速提取和人工判别。

（3）快速提取：按照有效证件号用 VLOOKUP 函数把模板和大表相同的信息进行快速提取（详见第五章 VLOOKUP 函数）。

（4）人工判别：当大表中信息填写缺失、不规范、变量分类规则与模板不一致时，需要人工判别、校正，且需要特别注意变量间的逻辑。

注意：用模板提取密接/次密接的信息应与大表信息内容上保持一致，但格式需严格按照模板规范填写，避免导入失败。

以下是密接人员导入模板信息提取规范示例（表 4-1）。

表 4-1 密接人员导入模板信息提取规范

序号	变量	分类	填写规范
1	地市		规范：××省/市
2	区县		规范：××区/县
3	归属镇（街道）		规范：××街道

续表

序号	变量	分类	填写规范
4	核实后是否在本区	1. 是 2. 否	与大表保持一致
5	ID		与大表保持一致
6	姓名		与大表信息一致；如同一个人再次成为密切接触者，则应在姓名后加上数字 1，如"张三 1"，以此类推
7	国籍		1. 中国籍人员填写"中国" 2. 外国籍人员需填写国籍全称（如："印尼"为简称，规范写法为"印度尼西亚"）
8	性别	1. 男 2. 女	
9	年龄		必须附上单位（岁/月/天），不能仅填数字
10	出生日期		格式："YYYY-MM-DD""YYYY/MM/DD"
11	证件类型	1. 内地居民身份证 2. 亲属内地居民身份证 3. 护照 4. 港澳居民来往内地通行证 5. 台湾居民来往大陆通行证 6. 其他	与大表保持一致
12	有效证件号		与大表保持一致 1. 特殊情况无法提供身份证号的，可先填写家属的身份证号，备注栏写明情况，中国大陆（内地）居民必须录入身份证 2. 外籍人士，填写入境所持的护照号

序号	变量	分类	填写规范
			3. 港澳台人员，可填写当地身份证，或港澳居民来往内地通行证或台湾居民来往大陆通行证
			4. 证件号有字母的，统一大写，如"X"
13	联系方式		与大表保持一致
14	目前所处位置		规范：省+市+区（县）+街道（村）+门牌号
15	现住址		规范：省+市+区（县）+街道（村）+门牌号
			入境人员，可填写入境后国内去往目的地
16	职业		与大表保持一致
			当职业为医护人员、学生、教师时必须正确填写，当职业为这三类时，必须补充其工作/学习单位及工作单位地址信息，当职业为医护人员时，"是否医护人员"的字段为"是"
17	是否医护人员	1. 是 2. 否	1. 如有因诊疗活动而成为密接的医护人员，应重点关注该密切接触者，同时立即上报省级、地市级卫生健康委员会
			2. 如选择"是"，"职业""工作单位"为必填项
18	工作单位		与大表保持一致
			当职业为医护人员、学生、教师时，必须补充单位全称
19	密接/次密接发现途径	1. 主动甄别 2. 外省协查 3. 本省外市协查 4. 本市外区协查	与大表保持一致

续表

序号	变量	分类	填写规范
20	协查来源地		"密接/次密接发现途径"为 1. "主动甄别"的，无须填写 2. "外省协查"的，填来源省份全称，如"江苏省" 3. "本省外市协查"的，填广东省内来源地级市全称，如"广州市" 4. "本市外区协查"的，填县、区全称，如"番禺区"等
21	是否排除密接/次密接	1. 是 2. 否	与大表保持一致
22	关联病例	格式 1. "病例姓名" 2. "报告地+病例姓名"	与大表保持一致 1. 广东省辖区内报告的病例，直接填写"病例姓名"，且必须与大疫情网报告卡的"病例姓名"一致；同时，在右方下拉框中核对该个案对应的居住地址，准确关联 2. 广东省外报告的病例（包括外国、港澳台、外省报告的病例），填写"报告地+病例姓名"，如"韩国病例张三""山东病例张三""香港病例张三"
23	是否境外输入病例	1. 是 2. 否	与大表保持一致 1. 此字段是对"关联病例"字段的补充，用于统计境外输入病例的密切接触者数量 2. 如该密切接触者的关联病例广东省外报告（如港澳台、外省、外国的病例），需与报告地核实，填"是"或"否"；无法明确的，统一填"不详" 3. 如关联病例在广东省辖区内报告，需与报告地核实，填"是"或"否"
24	是否入境人员	1. 是 2. 否	与大表保持一致

序号	变量	分类	填写规范
25	入境日期		入境人员必填；
			格式："YYYY-MM-DD""YYYY/MM/DD"
26	入境航班号		入境人员必填
27	入境航班座位号		入境人员必填
28	密接类型	1. 密切接触者 2. 密接的密接	与大表保持一致
29	关联密接		录入"密接的密接"时，需填写其关联的密切接触者的姓名
30	关联密接 ID		与大表保持一致
31	是否转为密切接触者	1. 是 2. 否	1. 如为密接，此变量留空 2. 如为次密接，在关联密接未转病例前，此变量要选择"否"，如果关联密接发病，则要选择"是"，并填写次密接转为密接的日期
32	转为密接日期		上面选择"是"时，填写次密接转为密接的日期 格式："YYYY-MM-DD""YYYY/MM/ DD"
33	与病例/密切接触者的关系	1. 姓名+关系 2. 同航班/同车/同船	如"张三的小姑""张三的女朋友""同车（粤 A123456）"
34	关系类型	1. 患者家属亲属 2. 交通工具同行人 3. 病例社交活动 4. 医患关系 5. 密接家属亲属 6. 密接社交活动 7. 其他人员	如无法自行判断，询问疾病预防控制中心工作人员

续表

序号	变量	分类	填写规范
35	接触地点	1. 家中	如无法自行判断，询问疾病预防控制中心工
		2. 医疗机构	作人员
		3. 工作场所	
		4. 娱乐场所	
		5. 交通工具	
36	接触方式	1. 同餐	如无法自行判断，询问疾病预防控制中心工
		2. 同住	作人员
		3. 同屋	
		4. 同床	
		5. 同室工作学习	
		6. 同机/车	
		7. 诊疗	
		8. 护理	
		9. 同病房	
		10. 娱乐活动	
		11. 其他	
37	接触频率	1. 经常	与大表保持一致
		2. 偶尔	
		3. 一般	
38	交通工具	1. 抵达日期+航班号/车次号+座位号	与大表保持一致 关系类型为"交通工具同行人"时，此项必填
		2. 抵达日期+邮轮、游船名称	
		3. 抵达日期+车牌号	
39	最后接触日期		与大表保持一致 格式："YYYY-MM-DD""YYYY/MM/DD"
40	应解除观察日期		与大表保持一致 格式："YYYY-MM-DD""YYYY/MM/DD"

序号	变量	分类	填写规范
41	是否追踪到	1. 是	与大表保持一致
		2. 否	1. 已追踪并管理的密切接触者，选"是"，且一旦选定并纳入统计后，不得更改为其他选项
		3. 转出	2. 需要转出至广东省其他地市/经核实在省外/无法追踪的卡片，选"转出"
42	转出目的省（直辖市）		与大表保持一致
			1. 需要转出至广东省其他地市/经核实在省外/无法追踪的卡片，填写本内容
			2. 规范：××省（××市）
43	关联重点场所		与大表保持一致
44	关联事件		与大表保持一致
45	开始观察日期		与大表保持一致
			格式："YYYY-MM-DD""YYYY/MM/DD"
46	医学观察方式	1. 居家	与大表保持一致
		2. 集中	
		3. 医院隔离	
		4. 待转运	
		5. 不详	
47	医学观察场所名称		与大表保持一致
			1. 基层密接管理单位保留一份"集中医学观察场所名单"，每日对隔离场所的新增、减少、名称变更等事项进行更新与维护，在急传网密接管理库上作同步更新
			2. 上述的名单每日交所属地市汇总，便于地市、区县对信息进行质控
			3. 同一集中医学观察场所名称，写法要规范统一

序号	变量	分类	填写规范
48	居家隔离原因		如因特殊情况"医学观察方式"为"居家"时，需要在此字段内说明原因，如次密接未安排隔离，则填写"区防控办统一部署"
49	是否单人单间	1. 是 2. 否	例如未满十四岁者，在居家隔离原因栏填写"未满十四岁与监护人同住"
50	开始时间		与大表保持一致 格式："YYYY-MM-DD""YYYY/MM/DD"
51	结束时间		与大表保持一致 格式："YYYY-MM-DD""YYYY/MM/DD"
52	是否解除医学观察	1. 是 2. 否	1. 当日录入的密切接触者，必须填"否" 2. 如因关联病例排除、过期密接等原因，需要进行补录并解除的，应在录入密接卡的24小时后解除
53	解除医学观察日期		与大表保持一致 格式："YYYY-MM-DD""YYYY/MM/DD"
54	是否发病	1. 是 2. 否	与大表保持一致
55	发病症状		与大表保持一致 "是否发病"为"是"时，此字段需填对应症状，以顿号分隔各症状名称，如"发热、咳嗽、胸闷"等
56	发病日期		与大表保持一致 格式："YYYY-MM-DD""YYYY/MM/DD" "是否发病"为"是"时，须填密接发病日期
57	转归	1. 继续观察 2. 转为确诊 3. 转为阳性 4. 解除观察	与大表保持一致
58	备注		特殊情况，在此说明具体原因。如："关联病例"变更，"应解除隔离日期"延长，"核实非密接"后解除等

2.2 密接统计表制作

最终上报的密接统计表（以下简称"密接表"）是由 Excel 模板中广州导出（新）库、重点场所库以及在线文档库这三个表内容的汇总（见补充材料）。密接表中的单元格是由一个个链接到广州导出（新）库、重点场所库以及在线文档库三个表的公式组成，所以我们只需将这三个表填好，就会自动生成密接表，然后将其复制并粘贴为数值到新建的一个表中上报即可。

以"广州市白云区石某"为例。

1）广州导出（新）库

（1）下载库：登录广东省流调系统→急传网密接管理库→"导入时间"填 4 月 1 日零点→点"查询"进行刷新→点"导出（广州）新"进行下载→利用日期和下载时间对文件名进行重命名，如 05080730（5 月 8 日 7:30）。

（2）清洗库：打开 Python→将刚刚下载的文件名及其所在位置复制到代码文件读取行→如有新增重点人群就将其姓名添加到代码中相应位置→点击绿色三角符运行→清洗后会在刚刚输入的文件位置生成一个名字一样并加上"（已清洗）"的文件，即为清洗后的数据库。

（3）密接表制作：打开清洗库→全选并找到"专项名称"→筛选要报送的病例对应的名称[如"白云区石某（石某|何某|胡某妹|何某勇|刘某珍|徐某军）"]→将筛选后的全部数据的 A

至 CH 列的内容（具体列数应以疾病预防控制中心指示为准，此处仅为示例）复制并粘贴为数值到"模板"表中的"广州导出（新）库"这个子表的 A 至 CH 列→"广州导出（新）库"的 CI 至 CL 列的行数要和刚刚粘贴过来的 A 至 CH 列的行数对齐（选中 CI 至 CL 的最后一行，鼠标放在右下角出现黑色十字架，双击即自动对齐）→广州导出（新）库即处理完毕。

2）重点场所库

（1）下载库：登录广东省流调系统→重点场所管理→右下角"菜单"→"全部导出"选项→即得重点场所库数据。

（2）复制粘贴：全选并找到"关联病例"→筛选与"白云区石某"全部的关联病例（石某|何某|胡某妹|何某勇|刘某珍|徐某军），只要包括上述名字都要筛选出来→A 至 I 列复制并粘贴为数值至"模板"表中的"重点场所库"这个子表的 A 至 I 列→重点场所库即处理完毕。

3）在线文档库：每个病例及其重点关联人群都有一个在线文档，点击进入之后，将"所属辖区""密切接触者""次密切接触者"三列粘贴到"模板"表中的"在线文档库"这个子表对应的三列中，在线文档库即处理完毕。

4）其他处理：经过上面提到的三个表粘贴到对应的子表之后大部分工作已经完毕，还有几个需额外操作的步骤。

（1）将"模板"表中的"统计表（外市）"里"××张密接卡片由外市创建我市纳管××"这句话复制并粘贴为数值至

密接表中的"备注"中（第7条）；

（2）密接表右上角的"报送时间"进行更新；

（3）将密接表复制并粘贴为数值至"0402 白云区石某疫情重点人员排查统计【××月××日××时报数】报出表"（简称：报出表）中；

（4）密接表旁会有一段"★内部材料 注意保密 外传必究★"的文字自动更新，这段文字所在单元格也由公式组成，将其粘贴为文字，并随"报出表"一起上报即可。

（三）协　　查

1. 工作流程图（图4-4）

协查任务
1. OA系统内部的公文往来； 2. 大数据系统推送的"三同（同乘，同户，同住）人员"

前期准备
1. 知晓流调任务核心目的 ①公文往来 检查是否有函件主送到了市疾病预防控制中心，如有则制作转发表并转至区疾病预防控制中心落实； ②大数据系统"三同人员" 同火车/飞机：询问现地址等信息后，落实到区疾病预防控制中心管控； 同户：流调其地址，排除密接身份，防止无关人员被赋红码。 2. 掌握核查任务要点 ①公文往来 主送市疾病预防控制中心的函件主要是外省协查函和一些本省市外协查函，因此要格外注意这部分函件； ②大数据系统"三同人员" 同火车/飞机人员在关注其现住址之外，还要确认他们当前所处位置，告知做好防护，远离人群，等待转运； 同户口人员不要在系统内更新身份证信息，会导致人员红码。

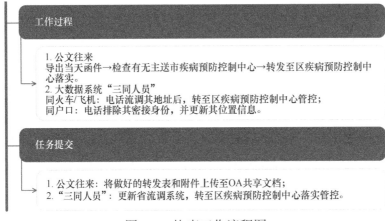

图 4-4　协查工作流程图

2. 具体操作流程

2.1　省内外协查函具体操作流程

2.1.1　协查函的获取和判断

流行病调查协查函，通常指疾病预防控制中心根据流行病学调查需要向本地区其他单位或者其他省市疾病预防控制中心发函请其协助调查病例或者密切接触者详细活动情况的函件。协查函需通过广州市疾病预防控制中心的内部局域网，在相应系统中查看和下载（疾病预防控制中心工作人员指导志愿者加入局域网的方法，以及各种收发函所在的文件位置）。协查函是否需要转发的判断标准可以总结为三个字：看主送。如果主送单位是广州市疾病预防控制中心，未落实到区，则需要转发函件。以下是各种协查函的处理方法，需注意仔细阅读函的内容，请认真核对。

1）省外向省内发送的协查函

（1）向广东省疾病预防控制中心发函：如果广东省外的各级疾病预防控制中心向广东省疾病预防控制中心发送了协查函（如外省病例/密接或次密接足迹涉及广东省某市/区），省级疾病预防控制中心转发时转到了市级疾病预防控制中心，没有转发到相应区级疾病预防控制中心时，应当制作转发函发送给区级疾病预防控制中心。

注意：需要重点查看文件夹中的其他文件或附件，广东省疾病预防控制中心很有可能已经自己制作了协查函并发送给了市级/区级疾病预防控制中心，广州市疾病预防控制中心仅仅是抄送单位，此时不需要再制作协查函。

（2）向广州市疾病预防控制中心发函：如果广东省外的各级疾病预防控制中心向广州市疾病预防控制中心发送了函（即广州市疾病预防控制中心作为协查函的主送单位，而不是抄送单位），但是未发送至某个区级疾病预防控制中心，此时应当制作相应的协查函发送给区级疾病预防控制中心。

（3）向区级疾病预防控制中心发函：如果广东省外的各级疾病预防控制中心向广州市某个具体的区级疾病预防控制中心发送了协查函，广州市疾病预防控制中心仅仅作为抄送单位，则不需要再制作协查函。

2）省内各级疾病预防控制中心之间的协查函

（1）市级疾病预防控制中心主送：如果广州市以外的市、

区级疾病预防控制中心向广州市疾病预防控制中心发送了协查函（即广州市疾病预防控制中心作为协查函的主送单位，而不是抄送单位），但是未发送给某个区级疾病预防控制中心，此时应当制作相应的函发送给区级疾病预防控制中心。

（2）市级疾病预防控制中心抄送（区级疾病预防控制中心向市外）：如果广州市内的区级疾病预防控制中心向广州市以外的市、区级疾病预防控制中心发送了协查函，广州市疾病预防控制中心均作为抄送单位收到此函，则不需要处理。

（3）市级疾病预防控制中心抄送（区级疾病预防控制中心之间）：如果广州市内的区级疾病预防控制中心相互发送协查函，此时广州市疾病预防控制中心均作为抄送单位收到此函，则不需要处理。

3）广州市内各区向省外发送的协查函：如果广州市的区级疾病预防控制中心向广东省外的各级疾病预防控制中心发送了协查函（即广东省的病例涉及到了其他省），此时广州市疾病预防控制中心均作为抄送单位收到此函，则不需要处理。

2.1.2　协查函的制作

疾病预防控制中心人员会给出协查函的模板，志愿者只需要在模板的基础上明确需要发送的区疾病预防控制中心（即病例涉及的具体区）、病例的个人信息即可，填写完毕后，需要疾病预防控制中心工作人员进行审核，避免出错。

2.2 "三同人员"数据处理具体操作流程

"三同人员"数据是指以全国大数据推送为基础进行分析得到的与病例同乘、同户、同住人员的信息数据。对于广州来说，"三同人员"数据特指上述与病例可能有接触的，现居广州的待甄别人员。协查的目的就是要排查甄别广州市内的"三同人员"，掌握人员现住址，同时将信息传达至所在区疾病预防控制中心，责任到人、联系到户，实现重点人员信息核实、流转、反馈，构建起基层防疫的"移动堡垒"。具体工作流程如下。

1）"三同人员"数据的接收：在系统里，"三同人员"数据以请求协查排查函的形式，由广东省疾病预防控制中心下发至广州市疾病预防控制中心，原则上每日均有，需要时刻关注。为方便处理，可将其下载至本地计算机，但是要注意资料保密（具体下载方法可请教疾病预防控制中心工作人员）。数据格式为 Excel，主要信息包括待甄别人员的个人信息（姓名、电话、身份证号），与之关联的病例的姓名、所在地、相关联的车次/航班号等。

2）"三同人员"数据的处理：重点关注与病例"同乘、同户、同住人员"数据的处理。此类数据，首先需要根据待甄别人员的身份信息（姓名、电话、身份证号）在系统中寻找其在广州市的居住地。具体操作是根据其近期验核酸地址，粤康码通行地址以及系统登记现住址三者进行核验，如活动范围一致，则直接确定该人员的居住所在地，具体到区和街道；如系统中此人信息不全，或者信息不匹配，则需要电话询问其目前居住地，电话询问要点如下。

（1）核对个人信息："请问您是××先生/女士吗？我们这里是广州市疾病预防控制中心。"

（2）说明情况，询问现住址："您于××乘坐的××次列车/航班中出现了病例，我们现在需要知道您目前所在的位置。"

将上述信息详细记录（可记录在 Excel 中或者系统里），若有其他情况（电话非本人，电话关机等）则一并记录下来。

对于病例同户籍数据，基本处理流程同上。需注意，同户籍的推送数据不是很准确，存在很多问题，例如集体户口，一个户主挂很多人名字，或者病例与待甄别人员已离异，多年无来往等情况，需要仔细甄别。

（四）全国每日新增疫情数据收集与可视化

1. 工作流程图（图 4-5）

全国每日新增首报确诊与首报无症状感染者数据可视化

1. 获取每日新增首报数据；
2. 导出"近期全国疫情分布表格"；
3. 将每日新增首报数据整理至"近期全国疫情分布表格"；
4. 根据国家卫健委公布数据进行核对；
5. 校正无症状转确诊人数；
6. 导入 Power BI 平台进行数据可视化。

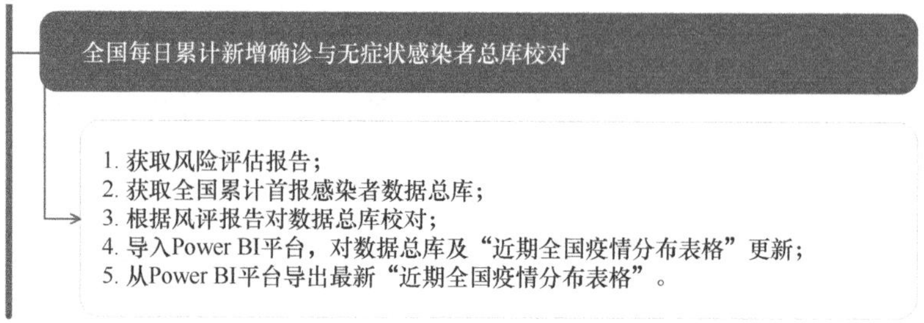

图 4-5　风险评估与可视化工作流程图

2. 具体操作流程

2.1　全国每日新增首报确诊与首报无症状感染者数据可视化

（1）获取"全国每日新增首报确诊与首报无症状感染者数据 Word"：按照文件路径获取"共享文件夹"中的数据资源。

（2）获取"近期全国其他地区主要疫情分布图 Excel"：从 Power BI 平台导出前一天校对后"近期全国其他地区主要疫情分布图 Excel"。具体内容包括：日期、省、市、分类、区、病例类型、例数。

（3）将"全国每日新增首报确诊与首报无症状感染者数据 Word"整理到"近期全国其他地区主要疫情分布图 Excel"。需要注意"分类"列，具体如下。

①"分类"结转填补：首先参照同样省、市、区或者县前几日是否存在疫情，若存在，建议按照前几次相近日期疫情"分类"的结果结转填补；

②根据既往疫情"分类"填补：查找在"共享文件夹"的"疫情分类 Excel"，检索第一列数据，以市名或者省名为关键词检索，按照既往已有"分类"添加；

③按照轨迹确定"分类"填补：去当地卫生健康委员会官网，查找新增病例行动疫情轨迹通报，根据轨迹划分"分类"。搜索关键词"××省（市）疫情通报"，可以找到此省（市）每天新增疫情与轨迹信息。如图 4-6。

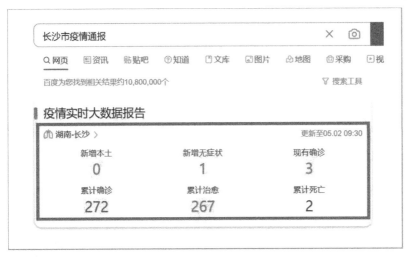

图 4-6　疫情实时大数据报告

④新增"分类"：在"共享文件夹"的"疫情分类 Excel"中，按照日期（前推一天）+省名+市名+疫情的命名规范。比如：0316 福建三明疫情。

⑤若同一地区前一天存在同样的疫情"分类"，此时建议遵循前一天此地新增人数较多的"分类"。

注意：新增"分类"后，应查看"地区编码"总表 Sheet1（地区编码）是否存在对应地区代码 ID。若不存在，应该在 Sheet2（省级编码库）查找新增地区对应代码填补。

（4）完成"近期全国其他地区主要疫情分布图 Excel"之后，利用国家卫健委公布的当日新增首报确诊与无症状感染者人数，核对各省市总人数，避免出现人数漏报情况。

（5）校正"近期全国其他地区主要疫情分布图 Excel"，根据国家卫健委公布的当日各省市无症状转确诊的人数，将对应省市地区里面的当日确诊人数减去无症状感染者转为确诊数。

（6）将"近期全国其他地区主要疫情分布图 Excel"导入 Power BI 平台（见"第五章 Power BI"），进行数据可视化。按要求截图完成后将可视化图上传到"共享文件夹"——"风评组专属文件夹"并且将报告文件路径设为待审核。

建议：风评组小组人员配置为 3～4 人，按照不同省市疫情严重程度合理分配省市（每位人员同时负责疫情严重和疫情较轻的省市），最好由一位人员负责统筹（分工，数据汇总，校正与可视化）。建议各位人员将负责省市数据整理完毕后，统一命名，便于汇总人员开展工作。示例如图 4-7。

（7）进入风评组须签署保密协议，上述所有文件不得出现在"QQ""微信"等社交平台。所有操作均在本地和共享文件夹里完成。

0318 全国疫情数据整理分工：

1.C 人员：北京、天津、河北、江西
2.B 人员：安徽、辽宁、吉林、福建
3.A 人员：广东、广西、重庆、贵州、河南、湖北、四川

分工序号即标题顺序
注意事项：
1. 最终表格命名方式：直接分工序号+日期+姓名，分工序号以小序号为准，如下：

　📄 3-0317-A

2. 更改注意事项：请@老师，并且表格名称更改为：

　📄 3-0317-A-最终版

图 4-7　大数据汇总示例

2.2　全国每日累计新增确诊与无症状感染者总库校对——基于风评报告

（1）获取"风评报告"，由省级疾病预防控制中心工作人员每日下午 14:00-15:00 上传到"共享文件夹"的固定位置（疾病预防控制中心工作人员告知位置）。

（2）获取"全国每日累计新增确诊与无症状感染者总库 Excel"，从 Power BI 平台获取疫情发生至当日的累计数据并将数据总库备份至固定位置（疾病预防控制中心工作人员告知位置）。

（3）根据"风评报告"，对"全国每日累计新增确诊与无症状感染者总库 Excel"校对，重点校对"分类"列。根据"风评报告"校对各省市，某分类疫情在各省市分布的人数或地区是否正确。不正确则根据"风评报告"修改。

注意：总例数一般不得删除或者增加。若需要增加或者删除，需要向疾病预防控制中心工作人员申请，通过后方可修改。

（4）将校对完成的"全国每日累计新增确诊与无症状感染者总库 Excel"导入 Power BI 的后台文件夹。完成后打开 Power BI 平台，刷新整个平台，导出后一天使用的"近期全国其他地区主要疫情分布图 Excel"，为后一天的工作做好准备。

建议：继续由上午分工的人员负责统筹，此时分工建议按照"疫情分类"进行分工。

（五）标本信息管理

1. 工作流程图

标本收集

各社区采集人员、物品及环境标本，将标本统一运送至疾病预防控制中心检测，同时提交纸质标本登记表。

信息录入与结果监测

1. 标本信息录入
录入标本登记表中的信息。
2. 标本检测结果监测
①实时监测标本检测结果；
②统计人员、物品及环境标本总数及阳性、阴性份数。

标本信息质控与结果反馈

1. 根据检验科检测结果，核对录入信息份数；
2. 依据广州市本地疫情人员总库，合并人员类别信息；
3. 登录广东省检测信息系统，核对标本基本信息；
4. 按要求报送标本信息和检测结果。

图 4-8　样本信息管理工作流程图

2. 具体操作流程

2.1　标本及标本信息收集

根据传染病标本采集相关技术规定，标本采集的对象可能会包括病例、可疑感染人员和其他需要进行检测的人员，以及可能被污染的环境或物品等。采样人员在采集标本的同时，应按要求做好标本信息记录和收集，详细记录受检者信息，可利用条形码扫描等信息化手段采集相关信息，确保标本质量符合要求，标本及相关信息可追溯。

一般情况下，各社区采样人员采集的标本和标本纸质登记表会传回区（县）级疾病预防控制中心（CDC）统一集中管理。疾病预防控制中心在接收到标本和标本纸质登记表后，会将标本交由检验科进行实验室检测，同时将标本纸质登记表交由质控科进行管理，包括标本信息录入、质控、检测结果监测和结果反馈等相关工作。

2.2　标本信息录入

标本信息录入是标本信息管理的第一步，信息录入员应按要求将纸质标本登记表中的标本类型、采集对象信息、标本编号、采样日期、采样单位（社区）、采样地点、标本批次录入 Excel 中。

标本类型：常见的标本类型包括上呼吸道标本（如鼻咽拭子、咽拭子等）、物体表面标本和污水标本。

采集对象信息：对于人员标本，应录入人员姓名、身份证号、性别、年龄等基本信息；对于物品、污水等类型的标本，应录入物品名。

标本编号：标本的唯一识别条码，一般为 14 位的数字编号，与信息系统中的样本编号一致。

采样日期：现场采样的时间。

采样单位：负责现场采样的单位，为提交标本至疾病预防控制中心的社区。

采样地点：一般为现场采样的具体地址。

标本批次：标本所在批次，同一批次的标本来源于同一采样单位。

2.3 标本检测结果监测

各社区采集的人员、物品及环境标本由疾病预防控制中心检验科统一进行实验室检测，每次检测 90 个标本（机器检测最大容量）。为保证检测结果上报的及时性，须实时对检测结果进行监测、记录，并按要求整理到 Excel 中。在所有标本检测完毕时，应统计各社区人员、物品及环境标本数，并与标本接收时所记录信息进行对比。注意事项如下：

（1）标本的检测顺序与接收顺序一致，但每次检测数量固定为 90 个，其中可能包含不同社区的人员、物品及环境标本。应在同一社区所有标本都检测完成后再记录其检测结果。

（2）需分别对人员、物品及环境标本检测结果进行记录和统计，需注意如果出现 1 人 2 标本情况时，按 1 人份计算。

（3）在合计检测数量时可以用 Excel 中的 SUM 函数。在更新检测结果后，需注意函数应用的范围是否包含新检测结果。

2.4 标本信息质控与结果反馈

为保证标本信息质量，在完成信息录入和监测后，应按要求严格对标本信息进行质量控制。具体包括以下几个方面。

（1）应根据监测目的和防控需求，确定各样本批次的采集对象及人员、物品及环境标本录入数量，并与疾病预防控制中心检验科反馈的人员、物品及环境标本检测数量进行核对，保证各批次的标本录入数量和检测数量相等。

（2）依据广州市本地疫情人员总数据库，合并人员类别信息。人员类别包括密切接触者、次级密切接触者、重点人群三类。通过 VLOOKUP 函数，以采集对象的标本编号、姓名或身份证号等唯一识别信息作为匹配变量进行合并。函数使用方法可参考本书第五章实用工具技巧中的数据清洗部分。

（3）对于标本纸质登记表中模糊不清的信息，应登录检测信息系统，通过标本编号或者采集对象的姓名查询信息，并逐一进行核对。

最后，应按照要求向省、市级疾病预防控制中心等上级单位报送整理后的标本信息和检测结果。

五、实用工具技巧

（一）Excel

熟练掌握 Excel 函数可以大大提高疫情防控信息处理效率，本章列出了疫情防控信息组工作过程中最常用的函数和快捷键等（常用函数示例见补充材料）。值得注意的是，不能过分依赖函数对数据进行操作，在重要信息的提取中，手动操作可以边提取边检查，避免错漏。本章所有引用区域举例均以 A 列和 A2 格子为例，使用时根据需求替换即可。

1. 数据清洗

当数据中存在未知格式或者字符，Excel 函数往往会报错或者提取错误内容。因此，清洗 Excel 数据是非常重要的一步。

1）TRIM 函数

=TRIM(引用区域)

去除多余空格，所谓"多余空格"就是文本最前面和最后面的空格，如文本间存在多个连续空格的，则保留第一个空格（适合英文，因为英文单词之间有空格）。

2）CLEAN 函数

=CLEAN(引用区域)

去除非打印字符，通俗来讲就是看不到的字符会被清除。比如常见的换行符、换页符等。

3）CHAR 函数

=CHAR(引用区域)

将 ASCII 字符列举，查看哪些字符可以被清除。标注【TRUE】的都会被 CLEAN 函数清除。

2. 数据匹配：VLOOKUP 函数

=VLOOKUP(lookup_value,table_array,col_index_num,0)

1）参数解读

（1）lookup_value：用于匹配的文本/数值所在列，比如当使用姓名列（A 列）匹配时则该参数选中 A 列，此项为"@A:A"；

（2）table_array：如提取信息的表格是 Sheet2，姓名列也是 A 列，需要提取的信息在 C 列，则该项为 Sheet2!A:C；

（3）col_index_num：提取信息列在 Sheet2 选中区域的第几列，如 C 列在选中区域的第三列，所以填"3"；

（4）0：代表精确查找；

（5）示例：=VLOOKUP(@A:A,Sheet2!A:C,3,0)。

2）注意事项

（1）匹配项需要置于选中区域的第一列；

（2）选中匹配项至所需信息列的所有列；

（3）写入所需信息所在列；

（4）选择精确，注意逗号为英文逗号；

（5）多列多公式可实现多信息提取和表格融合；

（6）WPS 的公式要求较低，不要求匹配项在第一列，但是提取的目标值需要在匹配项所在列之后；

（7）常用 VLOOKUP 函数与 IF 函数、ISNA 函数嵌套使用，可快速匹配查询目标人员是否包含在其他表中。

> =IF(ISNA(VLOOKUP(lookup_value,table_array,col_index_num,0)),"否","是"）

3）结果解释

若目标人员包含在其他表中，结果表示为"是"；若不包含，结果表示为"否"。

4）注释

该函数一般用于单列匹配查询。

3. 利用身份证号码提取信息

在使用身份证号码提取信息时，应首先区分是否为居民身份证。而我国的台湾居民来往大陆通行证、港澳居民来往内地通行证及外国护照无法提取信息。使用身份证号码进行信息提取不能成功时，需要尝试先转化为文本格式。

3.1 年龄计算

=YEAR(TODAY())-MID(身份证号所在单元格,7,4)

（1）YEAR（TODAY（））当前电脑系统中的日期，括号中无须手动填写内容；

（2）MID 函数：截取字符串，意思是在身份证号所在单元格中从第 7 个字符开始提取 4 个字符；

（3）与 MID 函数配套的 LEFT 和 RIGHT 函数可以分别从左边或者右边数进行文本字符提取。

3.2 提取性别

身份证号第 17 位，偶数为女，奇数为男。

1）提取第 17 位字符，MID 函数

=MID(身份证号所在单元格,17,1)

2）求余数，MOD 函数

=MOD(MID(身份证号所在单元格,17,1),2)

对"MID(身份证号所在单元格,17,1)"所提取出来的数字除以 2，返回求得的余数。

3）使用 IF 函数进行判别

> =IF(MOD(MID(身份证号所在单元格,17,1),2)
>
> =1,"男","女")

如果"MOD(MID(身份证号所在单元格,17,1),2)"这个数等于 1，那么这个单元格显示"男"，否则显示"女"。

3.3 提取籍贯

身份证号前两位代表籍贯。

（1）建立籍贯对应表（两位数码，籍贯）；

（2）将身份证号前两位提取出来后，放在目标表格第一列，使用 VLOOKUP 函数进行匹配提取（VLOOKUP 函数的使用方法见前文）。

3.4 提取出生日期

> =TEXT(MID(身份证号所在单元格,7,8),"0000-00-00")

会转化成"2022-05-02"的日期格式。

4. Excel 查重

1）找出重复项：选中列→条件格式→突出显示→重复值。

2）锁定重复项所在位置

（1）使用"数据透视"；

"插入"→"数据透视表"→"选中处理数据"→"新建

表（透视表出现在 Sheet2）"→将标签拖入"行"和"值"→得到各行（姓名、ID 等）重复数。

（2）使用 Crtl+F 查找，对数据透视表中重复的项进行查找和确认。

5. Excel 中设置下拉选项

（1）选中列；

（2）"数据"→"数据验证"→"序列"→"来源"处输入"男，女"→点击"确定"。

6. 查找带特定格式的格子

1）按格式查找：以合并了的单元格为例。

（1）首先 Ctrl+A 全选，然后 Ctrl+F 查找；

（2）点击"选项"（在选项内可对查找内容进行精确定义），选择"格式"；

（3）在"格式"中点击想要查找的格式即可，例如在"格式"对话框中点击"对齐"，将"合并单元格"打上勾。

2）按颜色筛选："排序与筛选"→"筛选"→"按颜色筛选"。

7. 单元格的灵活引用

1）相对引用

(A2:D2)

从"A2 格子到 D2 格子"相对引用。

随着左右、上下拖动，引用范围会随着移动。

2）绝对引用

$$(\$A\$2:\$D\$2)$$

从"A2 格子到 D2 格子"绝对引用。

无论如何拖动，引用单元格无变化，例如：求和时，无论拖到哪个格子，和值不变。

3）混合引用

$$(\$A2:\$D2)$$

列绝对引用。

左右拖动时，列引用无变化，上下拖动行会变。

$$(A\$2:D\$2)$$

行绝对引用。

上下拖动时，行引用无变化，左右拖动列会变。

8. 常用快捷键

常用快捷键示例见表 5-1。

表 5-1   常用快捷键示例

快捷键	功能
Shift + 鼠标左键	区域全选
Ctrl + 鼠标左键	单元格多选
Ctrl + A	表格全选

续表

快捷键	功能
Ctrl + D	自动填充
Ctrl + F	查找
Ctrl + Shift + ↓←→	一拖到底（左、右）
Ctrl + Shift + V	粘贴为数值

（二）Power BI

Power BI 是微软推出的数据分析和可视化工具（图 5-1），简单来说就是可以从各种数据源中提取数据，并对数据进行整理分析，相较于 Excel，Power BI 则比较精简且更专注于报表可视化，并且可以通过 web 发布在电脑端和移动端与他人实时共享，而无需额外下载插件。本章列出了疫情防控信息与风险评估组工作过程中最常用的函数和可视化图表制作流程等（示例数据见补充材料）。

本章内容数据分为两部分。

（1）基础部分：数据清洗及建模（建立关联），采用软件自带城市经济发展数据。

（2）结合疫情防控部分：函数代码编写及可视化操作，以广州市疾病预防控制中心官方发布的广州市某传染病疫情情况信息（http://gzcdc. org.cn/news/index.html）为例分别进行讲解。

1. 下载使用

（1）官方主页：https://powerbi.microsoft.com/zh-cn/downlo

ads/，从产品中选择 Power BI Desktop，下载 PBIDesk-
topSetup_x64.exe（64 位版本）；

（2）WIN10 系统，还可以直接在微软的应用商店里面找
到 Power BI Desktop 应用直接安装。

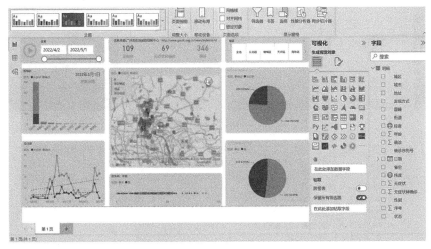

图 5-1　Power BI 演示图

2. 主界面

Power BI 主界面如图 5-2 所示。

（1）功能区：风格和 Excel 相似。

（2）可视化：包含各种常用图表类型和图表设计部分。

（3）字段区：包含加载的表和字段名称。

（4）视图切换：数据视图及关系视图（图 5-3）。

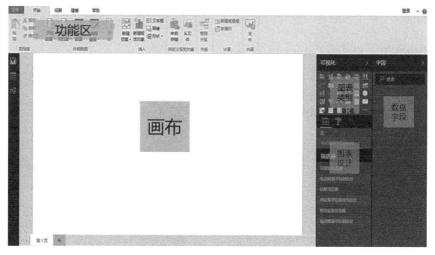

图 5-2　Power BI 主界面

图 5-3　数据视图及关系视图

3. 可视化之前所需操作步骤

3.1　数据导入

获取数据，选择 Excel 格式导入（可选各种不同数据源）（图 5-4）。

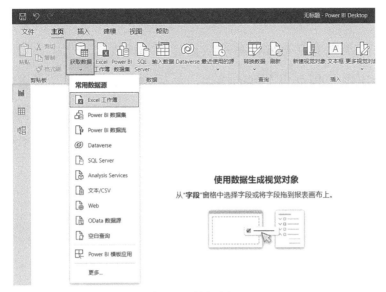

图 5-4　数据导入

3.2　数据清洗

1）提升标题：在 Excel 中第一行为标题行，从第二行开始才是数据，但在 Power BI 中，从第一行开始就需要是数据记录，标题在数据之上。点击"转换"将第一行作为标题，标题提升就完成了（图 5-5）。

图 5-5　提升标题

2）更改数据类型：更改数据类型虽然很简单，但设置正确的数据类型非常重要，后期数据建模和可视化过程中，很有可能会出现一些意想不到的错误，最后发现是数据类型设置的问题，所以一开始就要养成正确设置数据类型的好习惯。点击"转换"，数据类型为"任意"，根据需要选择就完成了（图5-6）。

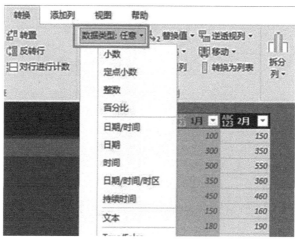

图 5-6　更改数据类型

3）删除错误/空值/重复项

（1）删除错误：选中该列点击右键（图5-7）。

（2）删除空值：取消勾选（null）（图5-8）。

（3）删除重复项：选中需要删重的列，右键选择"删除重复项"（图5-9）。

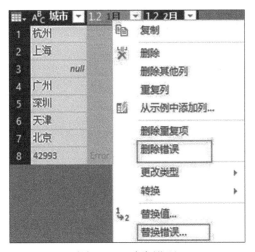

图 5-7　删除错误

图 5-8　删除空值

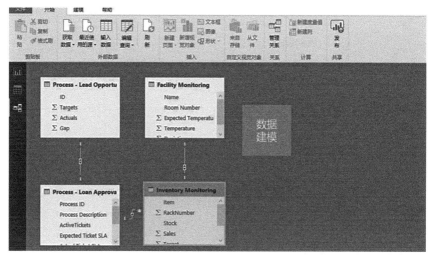

图 5-9　删除重复项

3.3 数据建模（建立关联）

整理后的数据进入数据建模（图 5-10），不要被"建模"这个词吓到了，其实就是表格之间建立关联，这是我们下一步数据可视化的基础，当然如果只有一个表，就没有必要经过这一

图 5-10　数据建模

步了。在这里，我们通过表与表之间的唯一 ID 进行链接（即通过选中两个表格中相同部分，如 ID），建立多表关系，得到可视化所需完整信息，进行数据管理。

4. 可视化之活动矩阵与函数编写

DAX 代表 Data Analysis Expressions，是一种 Power BI 相关联的公式语言，是函数、运算符和常量的集合，可在公式或表达式中使用它们来计算和返回一个或多个值。在数据透视中，我们常需要提取原始表格中的信息进行数据呈现，本节以疫情相关内容作为活动矩阵例子进行介绍（图 5-11）。

序号	起始日期	患者类型	人数	下一日期	下一日期持续时间	累计人数	终末日期持续时间
1	2020/1/1	确诊患者	5	2020/1/2	1	5	4
2	2020/1/2	确诊患者	6	2020/1/5	3	11	4
3	2020/1/1	无症状患者	10	2020/1/4	3	10	6
4	2020/1/4	无症状患者	20	2020/1/7	3	30	6
5	2020/1/5	确诊患者	9				
6	2020/1/7	无症状患者	30				

图 5-11　活动矩阵演示图

4.1　DAX 函数情景运用

在图 5-11 中，前四列为原始表格中的信息，通过可视化功能区-矩阵得到，图中后四列需要经过以下函数转换得到。

1）下一日期：新建一列，命名为"下一日期"。

下一日期 = SUMX(FILTER('疫情表','疫情表'[序号]=

EARLIER('疫情表'[序号])+1),

'疫情表'[起始日期])

公式解释：利用 EARLIER 获取当前行的序号，然后找到当前序号 +1 的那一行的日期。

2）下一日期持续时间：新建一列，命名为"下一日期持续时间"。

下一日期持续时间 = IF([下一日期]=BLANK(),

BLANK(),

[下一日期]-[起始日期])

公式解释：相当于用终末日期减去当前的起始日期，为了相减方便，先获取下一行的终末日期将其提取过来，这里用 IF 判断主要因为最后一列为空值，避免出现不合理的数值。

3）累计人数：新建一列，命名为"累计人数"。

4）终末日期持续时间：新建一列，命名为"终末日期持续时间"。

终末日期持续时间 =

INT (MAX('疫情表'[起始日期])-MIN('疫情表'

[起始日期]))

公式解释：MIN 与 MAX 两者返回所选列的第一个和最后一个日期的值。

累计人数= SUMX(FILTER(

'疫情表','疫情表'[序号]<=EARLIER('疫情表'[序号])

&&'疫情表'[患者类型]=EARLIER('疫情表'[患者类型])),

'疫情表'[人数])

公式解释：不仅利用 EARLIER 筛选小于当前行的序号，还利用它求得当前行的患者类型，然后同时符合这两个条件的人数才累加，结果正是我们期望的。

4.2 DAX 函数格式主要规则

1）函数名用大写字母。

2）如果函数只有一个参数，则和函数放在同一行，如果函数具有 2 个或更多参数，则将每一个参数都另起一行。

3）如果函数及其参数写在多行上

（1）左括号"（"与函数在同一行参数是新行，从该函数对齐位开始缩进 4 个字符；

（2）右括号"）"与函数开头对齐；

（3）分隔两个参数的逗号位于前一个参数的同一行；

（4）如果必须将表达式拆分为更多行，则运算符是新行中的第一个字符。

4.3 Power BI 编辑框快捷键

1）缩进的快捷键

（1）向右缩进：Ctrl +]

（2）向左缩进：Ctrl + [

2）换行的快捷键

（1）换行后缩进：Shift + Enter

（2）换行后不缩进：Alt + Enter

4.4 DAX 代码检查错误工具

如果你对上述规则感到困惑，或者你拿到别人写的一长串 DAX 代码不想从头开始格式化，那么这个神奇的网站可以帮你进行快速格式化。

---

www.daxformatter.com/raw/

---

5. 可视化之柱形图与地理图

5.1 柱形图

在 Power BI 的可视化组件中，尤其重要的是柱形图/条形图，大约可以占据图表展示的半壁江山，也就是一半以上的图表用这些柱子展示就够了，并且通过适当的设置，柱形图可兼有实用性与美观性。

（1）堆积柱形图：堆积柱形图就是普通的柱形图，加入更多序列（城区）才显示出堆积的效果（图 5-12）。

（2）操作：在可视化功能区中，选中"堆积柱形图"，将"城区"拖入 X 轴，将"确诊病例"和"无症状感染者"拖入

Y 轴，在这个框里拖动各个字段上下的位置，可以改变图表中各字段数值显示的顺序（图 5-13）。

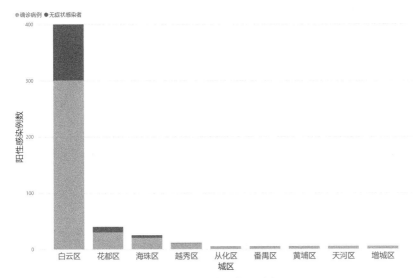

图 5-12 堆积柱形图

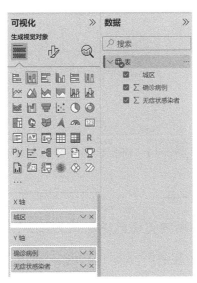

图 5-13 堆积柱形图操作信息

（3）美化：从上面 Power BI 默认出来的图效果可以看到，虽然比通过 Excel 中默认做出来的图更简单快捷，但在美观性上还有所欠缺，我们可以选中该图，点击"格式"，就可以显示每一项图要素的设置，有开关按钮的要素可以点击"打开"，然后点击向下的箭头，就可以显示每项要素的细节设置（图 5-14）。一个合格的柱形图大抵如此：纵横轴清晰、有图例、有数据单位、有和图表呼应的标题，当然还有养眼的色彩搭配。

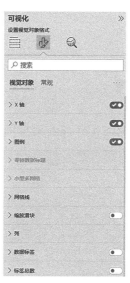

图 5-14　堆积柱形图参数美化

5.2　气泡地图

气泡地图：利用内置微软的必应地图，在 Power BI 中可以轻松生成地图来实现各种数据可视化。通过在地图上利用气泡的大小来表示不同地区的数据，比如图 5-15 展示的气泡地图，可以明显看到地图上白云区的气泡最多，表示白云区当时疫情聚集情况最严重。

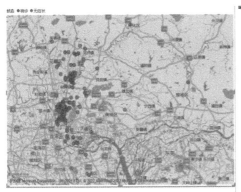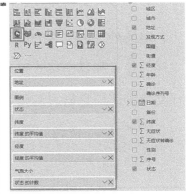

图 5-15　气泡地图展示及操作

（1）操作：根据位置、图例、纬度、经度和气泡大小框所需信息，将右侧数据拖入即可，这样完整的气泡图数据都展现出来了。

（2）注意：在进行地图可视化之前，需要将相应字段先设置地理信息分类，并选择和地理位置对应的层级（即在数据清洗部分的更改类型中，将经度对应经度，维度对应维度），设置好以后，该字段前面会显示地球状的地理标识。

（3）最后，通过以上步骤，一张完整的 Power BI 可视化图即做出来了。

（三）R

1. Excel 文件导入与导出

现场处理的文件一般是包括身份证等信息的 Excel 文件，文件的导入和导出格式建议使用".xlsx"，".csv"格式易出现错行及身份证信息格式乱码等问题。

1）".xlsx"格式文件导入（以命名为 data 为例），"readxl"包

（1）写法一。

```
library(readxl)
#调用 readxl 包
data <- read_Excel("文件名.xlsx")
```

当一个文件有多个 Sheet 时，该函数默认写入第一个 Sheet。如需要写入某个 Sheet 时，改用：

```
data <- read_Excel("文件名.xlsx",Sheet="Sheet 名")
```

（2）写法二。

```
data <- readxl::read_Excel("文件名.xlsx")
```

2）".xlsx"格式文件导出（以命名为 data 为例）

"openxlsx"包，也可以利用此包的 read.xlsx（）导入文件。写法如下。

```
library("openxlsx")
write.xlsx(data,"文件名.xlsx")
```

2. 文件合并

2.1　merge 函数

1）保留所有观测

（1）方式一。

```
data <- merge(data1,data2,all = TRUE)
```

将 data1 和 data2 纵向合并成 data。

（2）方式二。

```
data <- merge(data1,data2, all = TRUE,by="变量名")
```

将 data1 和 data2 按照某个变量横向合并成 data。

合并两个以上文件时，一次只能合并两个文件，通过多步实现。

2）保留其中一个文件的观测

```
data <- merge(data1,data2, by="变量名", all.x = TRUE)
```

按照某个变量合并，保留所有 x（即 data1）中的观测，相当于起到增加了 y 中的变量的作用。

```
data <- merge(data1,data2, by="变量名", all.y = TRUE)
```

保留所有 y（即 data2）中的观测，相当于起到增加了 x 中的变量的作用。

2.2 tidyverse 包

1）left_join()

左链接：会保留 x 中的所有观测。

2）right_join()

右链接：会保留 y 中的所有观测。

3）full_join()

全链接：保留 x 和 y 中的所有观测。

写法如下。

```
library(tidyverse)
data <- left_join(x,y,by="变量名")
```

合并 x、y 两个文件，x 中的所有观测会被保留，此时相当于起到增加了 y 中的变量的作用。

3. 文件匹配

tidyverse 包

1）inner_join()

等值连接：两个观测的值是相等的，就可以匹配。

写法如下。

> library (tidyverse)
>
> data <- inner_join (data1, data2, by=c("data1 中的变量名 1"="data2 中的变量名 1", "data1 中的变量名 2"="data2 中的变量名 2"))

按照两个文件中的某个或多个变量进行匹配, 相同的观测则保留, 不同则剔除, 可用于匹配 data1 内容有多少在 data2 库中。

2）anti_join()

与 innner 相反, 保存两个文件中不一致的内容。

写法如下。

> library(tidyverse)
>
> data <- anti_join (data1, data2, by=c("data1 中的变量名 "="data2 中的变量名"))

按照两个文件中的某个或多个变量进行匹配, 不同的观测则保留, 相同则剔除, 可用于匹配 data1 内容有多少不在 data2 库中。

4. 去重

写法如下。

> library(tidyverse)
>
> data <- data %>% distinct(变量名 1,变量名 2, .keep_all = TRUE)

根据变量 1 和变量 2 进行 data 文件内部去重, 变量个数可以自行增减。

与 Excel 去重相比, 优势在于以下两点。

（1）可以根据多个变量去重，即需要同时满足多个变量一致方可认为是重复观测，从而去除。

（2）应用身份证信息作为去重条件时，Excel 由于科学记数法的原因容易将前面相同但后面不同的数字认为是同一观测从而去除，在 R 中不会。如身份证号 123450196403240489 和 123450196403242456，当数据量太大时，这样的身份证信息是很有可能存在的。

5. 排序

写法如下。

```
data <- data[order(data$变量名 1, data$变量名 2), ]
```

按照变量名 1 和变量名 2 同时排序。

6. 身份证信息提取

substring 函数

写法如下。

```
data$变量名 1 <- substring(data$变量名,1,10)
```

截取 data 变量的 1～10 位字符生成新变量 1。

可根据 Excel 工具技巧中身份证信息的含义介绍进行相应提取。截取出生日期后，可进行如下操作转换为日期格式

```
library(lubridate)
```

> data$变量名 1 <- ymd(data$变量名 1)

或者

> data$变量名 1 <- as.Date(data$变量名 1)

7. 使用经验

（1）进行分析前可以先整理数据，比如将变量名换成英文更方便写程序；清理不必要的格式，例如合并的标题行，需要保留变量名在第一行。

（2）R 与 Excel 可以结合使用，简单的操作可以仅用 Excel（例如查找替换）。需要多次操作、复杂操作时，可以用 R 代码实现。

（3）R 只是工具，最重要的是需要实现什么，需要想清楚怎么实现这种想法，需要哪些步骤，而具体步骤的代码可以进行百度搜索。

补充材料

本书的相关补充材料，可发送关键词"流行病学调查志愿服务工作手册"至"统计咨询"微信公众号获取。

附表　补充材料清单列表

章	节	文件
第四章	第二节	重点人员排查统计表模板.jpg
	第五节	标本信息录入参考模板.xlsx
第五章	第一节	①各省市生产总值数据.xlsx ②流调可视化数据.xlsx
	第一节	Excel 示例.xlsx

后　　记

本书是广东省 2022 年度教育科学规划项目（高等教育专项）"'平战结合'培养'一锤定音'高水平公共卫生人才的机制探索与实践"的成果之一。它是中山大学公共卫生学院与广州市疾病预防控制中心在高水平公共卫生人才培养路径中实践探索的体现。

在本书即将出版之际，中山大学公共卫生学院流调志愿服务队已有超过 800 人次支援了广州市的传染病疫情流调工作。本书也得到了实战的考验，事实证明这也是一本实用的、可操作性强的技术参考书。

当然，随着科学技术的进步、社会经济的发展、国内外疫情形势的变化，传染病疫情的流调溯源工作必将发生改变。读者应认真领悟流调溯源工作的核心是迅速摸清传播链，追踪排查密接及其他高风险人员，为疫情防控提供科学依据，精准阻断传播链，控制疫情扩散。

我们始终坚信在党中央的坚强领导下，在全国人民的顽强拼搏下，我们必将也一定能够建立起传染病防控的钢铁长城！